RECHERCHES

ANALYTIQUES ET MÉDICALES

SUR

L'EAU MINÉRALE DE GRANDRIF,

PRÈS D'AMBERT (PUY-DE-DOME.)

Ie 163 849

RECHERCHES

ANALYTIQUES ET MÉDICALES

SUR L'EAU MINÉRALE

DE GRANDRIF,

PRÈS D'AMBERT (PUY-DE-DOME);

Par H. LECOQ,

PROFESSEUR D'HISTOIRE NATURELLE A L'ÉCOLE DE MÉDECINE
ET AUX ÉTABLISSEMENS SCIENTIFIQUES DE LA VILLE DE CLERMONT-FERRAND,
PHARMACIEN DE L'ÉCOLE SPÉCIALE DE PARIS,
MEMBRE DES ACADÉMIES DE CLERMONT, ROUEN, CHAMBÉRY, ETC.

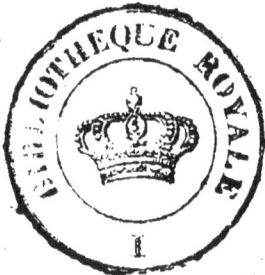

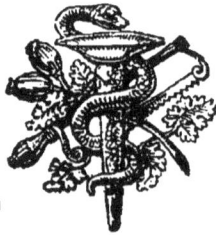

Clermont-Ferrand,

IMPRIMERIE DE PEROL, LIBRAIRE,

RUE BARBANÇON, N° 2.

1838.

RECHERCHES

ANALYTIQUES ET MÉDICALES

SUR

L'EAU MINÉRALE DE GRANDRIF,

PRÈS D'AMBERT (PUY-DE-DOME).

———————

L'Auvergne, autrefois bouleversée par les feux souterrains qui se sont fait jour à sa surface, offre encore de nos jours des indices certains et nombreux de l'ancienne puissance volcanique qui l'a couverte de laves et de scories. Ce sol, si long-temps et si souvent bouleversé par de violentes secousses, recèle des fractures profondes, qui établissent encore avec l'intérieur du globe des communications faciles et continuelles. Des sources abondantes s'échappent sur plusieurs points de ces fissures naturelles, apportant avec elles des principes divers qu'elles vont puiser sous l'écorce de la terre, et qu'elles ramènent de ces mystérieuses profondeurs.

De tout temps les hommes ont su profiter de ces sources salutaires que Dieu semble avoir créées pour calmer leurs souffrances; dès la plus haute antiquité, de somptueux édifices s'élevèrent pour recueillir leurs eaux bouillonnantes, et les Romains, maîtres de la terre, dédiaient aux divinités protectrices de ces fontaines, des temples élégans, où ils venaient demander la santé en échange de leurs offrandes.

Rien de semblable n'eut lieu pour les eaux qui vont nous occuper. Ignorées au milieu des vastes forêts qui ont si long-temps couvert l'Auvergne, c'est depuis quelques années seulement qu'elles ont attiré l'attention de leur propriétaire, frappé de la confiance qu'elles inspirent à une foule de malades, et témoin en même temps des nombreux résultats qui la justifient.

Cette source est située dans la commune de Grandrif, à deux petites lieues de la ville d'Ambert. Elle appartient à M. le colonel du Patural, qui, appréciant tous les avantages que l'on peut retirer d'une eau minérale active et bien administrée, n'a rien négligé pour s'éclairer sur sa composition, et pour offrir à la médecine un nouvel agent dont la nature a fait les frais.

Le village de Grandrif est situé dans une

charmante position, à la base de plusieurs collines, qui enserrent une petite vallée où coule avec bruit un ruisseau dont les eaux limpides écument avec fracas contre les masses de rochers qui mettent obstacle à son cours. Ce ruisseau, *Magnus Rivus,* a donné son nom au village. On remonte son cours pendant quelques instants, puis on entre bientôt dans une petite vallée latérale que traverse dans toute son étendue un petit cours d'eau tributaire du premier, et partout ombragé par des touffes d'arbres et arbrisseaux qui enlacent leurs rameaux au-dessus de son lit.

Le chemin que vous suivez vous amène dans une prairie encadrée par une magnifique forêt. Pour ce site seul, nous conseillerions déjà le voyage de Grandrif. Que l'on y arrive par une belle journée du printemps, de l'été même, car le printemps se prolonge dans ces pittoresques montagnes, et l'on se croira transporté dans une de ces contrées prévilégiées, créées par l'imagination des poètes ou des romanciers. On y cherchera involontairement ces groupes de bergers dont nous avons tous envié le sort dans notre enfance, et dont les romans de d'Urfé nous décrivent les jours paisibles et délicieux sur les bords enchanteurs du Lignon. Cette prairie, en effet, est digne de leur séjour. Des fleurs de toutes espèces s'inclinent et se confondent au gré du vent léger qui glisse à travers le feuillage de la forêt. La renoncule à la corolle dorée contraste avec les campanules, dont les fleurs d'un bleu pur sont continuellement agitées par la brise. De charmans myosotis croissent en touffes sur le bord du ruisseau, s'abritant sous les frondes élégantes et découpées des fougères, tandis que le narcisse des poètes ajoute le délicieux parfum qui s'exhale de sa corolle d'albâtre à l'odeur suave du muguet qui croît sous les arbres voisins. Tous les matins la rosée vient rafraîchir cette magnifique végétation; tous les matins, au lever du soleil, le rossignol chante dans ces bosquets fleuris, abrité sous l'ombrage d'une guirlande d'aubépine ou caché sous un bouquet de chèvre-feuille sauvage.

C'est dans ce lieu champêtre, sur la lisière même du bois, et soustraite aux rayons du soleil, que sourde l'eau minérale de Grandrif. Elle sort du terrain primitif et de la roche de gneiss qui constitue la presque totalité du sol de la contrée. Une fracture de ce terrain lui livre passage, et elle est recueillie dans un petit bassin creusé dans le roc, et dont le trop-plein déborde dans le lit du ruisseau.

Là, sur les lieux mêmes, aidé de M. du Patural et de M. le maire de Grandrif, assisté de deux jeunes médecins, qui avaient eu l'obligeance de m'accompagner depuis Ambert, entouré d'une foule de curieux attirés par la vue de quelques appareils que j'avais emportés avec moi, j'ai entrepris une analyse d'indication dont je crois inutile de rappeler l'aridité des détails; il me suffira d'en faire connaître les résultats.

Le petit bassin dans lequel se rassemble l'eau de Grandrif, a été d'abord entièrement vidé; ses parois étaient tapissés d'un dépôt d'une belle couleur orangée, qui n'était autre chose que de l'oxide de fer contenant un peu de carbonate de chaux. On apercevait au fond du bassin deux ou trois fissures par lesquelles l'eau arrivait avec quelques bulles de gaz qui venaient crever à sa surface. Le thermomètre plongé dans l'eau, au moment où elle s'échappait de ces fissures, a constamment marqué 10 degrés centigr., température très-basse, si on la compare à celle des autres eaux gazeuses.

L'eau était claire, parfaitement limpide et transparente, d'une saveur aigrelette et piquante très-agréable. Sa pesanteur comparée à celle de l'eau distillée, et ramenée par correction à 0 de température, était de 1,00066, c'est-à-dire qu'il y avait fort peu de différence, la quantité de gaz contenu dans l'eau compensant presque totalement le poids des sels qui s'y trouvaient aussi dissous.

Les réactifs ont indiqué dans cette eau la présence du fer, de la soude, de la chaux, de la magnésie, du chlore et des traces d'acide sulfurique.

Les gaz recueillis à la source même et immédiatement essayés n'offraient absolument que de l'acide carbonique très-pur. En vain nous y avons cherché l'acide hydrosulfurique ou la présence du soufre. Des feuilles d'argent en contact prolongé avec l'eau même ou avec le gaz qui s'en dégageait, ont conservé tout leur éclat primitif et n'ont jamais noirci.

Après avoir varié nos essais à la source et nous être assuré de leur exactitude, nous avons recueilli avec tout le soin possible l'eau minérale de Grandrif, et nous en avons empli des bouteilles qui, ayant été bien bouchées et goudronnées, ont été transportées à Clermont.

M. Baudin, ingénieur des mines et professeur de chimie industrielle de la ville de Clermont-Ferrand, a bien voulu se charger de l'analyse quantitative de cette eau minérale. Ses profondes connaissances et sa grande habitude de l'analyse sont un sûr garant de l'exactitude des résultats que nous allons consigner.

Analyse de l'eau de Grandrif près Ambert, par M. Baudin, ingénieur des mines.

kil.
POUR UN LITRE D'EAU PESANT... 1,00066

Acide carbonique.............................. un volume.

Silice...............	0,0455		
Carbonate de chaux...	0,2308	sels insolubles.........	0,3425
Carbonate de magnésie	0,0662		
Sulfate de soude.....	0,0051		
Chlorure de sodium...	0,0038	sels solubles............	0,0791
Carbonate de soude...	0,0702		

TOTAL............... 0,4216

Les quantités de sels ci-dessus indiquées représentent les sels calcinés, c'est-à-dire réduits à l'état de sous-carbonates pour quelques-uns. Il est bien certain cependant que, dans l'eau, ils existent à l'état de bi-carbonates, ce qui a lieu du moins pour la soude et la magnésie. Le fer, que l'analyse n'a pas retrouvé, existe d'une manière très-notable dans ces eaux, à la source même. Il se dépose peu de temps après que l'eau est mise en bouteille, et on le retrouve sur le filtre à l'état d'oxide hydraté, quoique très-probablement il soit aussi dans l'eau à l'état de bi-carbonate. En tenant compte de ces diverses observations, l'eau de Grandrif se trouverait réellement composée, en matières salines, par chaque litre, de :

Silice...............	0,0455		
Carbonate de chaux.....	0,2308	sels insolubles.......	0,2813
Oxide de fer..........	0,0050		
Bi-carbonate de magnésie	0,1005		
Bi-carbonate de soude...	0,0993	sels solubles..........	0,2087
Sulfate de soude........	0,0051		
Chlorure de sodium.....	0,0038		

TOTAL........ 0,4900

Cette analyse fait voir que cette eau ne renferme qu'une très-petite quantité de matières

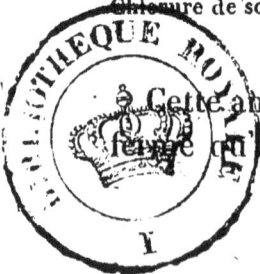

salines, aussi est-elle très-agréable au goût.
Elle renferme, il est vrai, à la source même,
une quantité de fer très-apparente et très-
sensible aux réactifs; mais à peine est-elle
mise en bouteille, que le fer se dépose et laisse
l'eau entièrement privée de cette substance qui
lui communique toujours une saveur un peu
désagréable. L'analyse de l'eau transportée n'en
a plus montré la moindre trace.

Si nous comparons la composition de l'eau
de Grandrif à celle de plusieurs autres eaux
minérales, nous trouverons qu'elle possède
des avantages marqués. Elle doit être consi-
dérée comme eau gazeuse par excellence, puis-
qu'elle contient près du double de la quantité de gaz que renferme l'eau de Seltz naturelle, qui cependant est la plus célèbre de
toutes. Elle contient aussi une petite quantité
de carbonate de magnésie dont l'action ne
peut être douteuse; mais, indépendamment de
ses propriétés médicinales, sa saveur agréa-
ble devra la faire rechercher parmi toutes les
autres eaux de ce genre.

Deux analyses de l'eau de Grandrif avaient
déjà été faites avant celle que je viens de rapporter. La première, par M. Désaux, pharmacien à Poitiers, qui avait reconnu la présence
de la plupart des substances que nous venons

de citer; la seconde, par M. le docteur Carré,
de la même ville. Cette dernière, plus détaillée,
a été insérée dans le journal de chimie médi-
cale de septembre 1836. M. le docteur Carré
a tiré tout le parti possible de la petite quantité d'eau qu'il avait à sa disposition, et ses
résultats se rapprochent beaucoup de ceux
que nous venons de rapporter; seulement, il
n'a pas trouvé de sulfate ni de chlorure, sels
qui nous eussent également échappé si nous
n'avions pu opérer que sur une quantité de
4 grains de résidu, comme il a été obligé de
le faire. M. Carré a trouvé aussi plus d'acide
carbonique que nous. Il en indique un volume et un cinquième, différence qui n'a rien
d'étonnant et qui prouve du moins que l'eau
de Grandrif transportée conserve parfaitement
son gaz, puisque l'analyse faite à Poitiers lui
est plus favorable que celle faite près de la
source. « D'après ce qui précède, dit le savant
» médecin dont nous venons de citer l'ana-
» lyse, nous croyons pouvoir considérer cette
» eau comme ayant des propriétés remarqua-
» bles; elle aurait, selon nous, de l'analogie
» avec les eaux de Seltz; elle serait rafraîchis-
» sante, apéritive, diurétique; nous pensons
» qu'elle pourrait faciliter la digestion, cal-
» mer les douleurs d'entrailles, être employée

» avec succès dans le cas d'embarras gas-
» trique, de débilité de l'estomac et des or-
» ganes gastro-intestinaux, d'hypocondrie,
» d'engorgemens abdominaux et de catarrhes
» chroniques. »

J'ai pu, sur les lieux mêmes, vérifier la
plupart des inductions que M. le docteur Carré
avait tirées de l'analyse des eaux de Grandrif,
et j'ai vu qu'en effet ces eaux avaient une action très-marquée sur tous les organes de la
digestion. Chaque fois qu'il y a délabrement
de l'estomac, apauvrissement du système
sanguin et, par une réaction presque cons-
tante, exaltation de la susceptibilité nerveuse,
les eaux de Grandrif ramènent le calme et
la régularité qui n'appartiennent qu'à l'état
normal. Les diverses affections connues sous
les noms de *Gastralgie, Dyspepsie, Cardial-
gie*, cèdent le plus souvent à leur action to-
nique et légèrement stimulante, bien qu'une
médication contraire semble parfois indiquée.
L'expérience est là pour soutenir la vérité.
Certaines migraines, qui ne sont qu'une consé-
quence de ces diverses indispositions, plusieurs maladies du cœur, indépendantes de
toute lésion organique de cet organe, peuvent
être traitées avec succès par ce nouvel agent
thérapeutique. Les rapports sympathiques qui

existent entre l'estomac et l'utérus expliquent
parfaitement le succès de l'eau de Grandrif
dans les chloroses ou pâles-couleurs et dans
une foule d'autres maladies qui ne sont que
des symptômes isolés de cette dernière affec-
tion. C'est à elle presque toujours qu'il faut rapporter ces dépravations de l'appétit, ces préoc-
cupations hypochondriaques déterminées souvent, il est vrai, par des souffrances vagues
et capricieuses, ces palpitations tumultueuses
qui fatiguent les personnes du sexe, et peut-être
aussi ces stérilités inexplicables qui affligent
tant de jeunes ménages, ainsi que ces fécon-
dités tardives, qui apparaissent quand la ma-
ladie a cédé au temps ou aux moyens thé-
rapeutiques qu'on a dirigés contre elle.

Enfin, tous les ans, on rencontre à Grandrif
des buveurs qui viennent boire les eaux pour
couper la fièvre. M. le docteur Maisonneuve,
d'Ambert, qui, dans ces recherches, m'a aidé
de son expérience et de ses lumières, m'a assuré les avoir vu souvent réussir, quelquefois
même quand le quinquina et les moyens usités
en pareil cas avaient été impuissans.

Nous ne chercherons pas à expliquer l'action
mystérieuse des eaux minérales sur notre organisation. Dans notre manière de voir, ces
eaux doivent toujours remplacer les prépara-

tions artificielles qui ne sauraient être qu'une traduction imparfaite des produits de la nature. Nous pensons comme le célèbre Bordeu, qu'une sorte de vie particulière est l'apanage des eaux minérales naturelles, et que, quoique chargées de principes appartenant au règne inorganique, elles agissent d'une manière douce qui n'appartient qu'aux corps doués de la vie ou qui ont du moins une espèce d'organisation qui leur est propre.

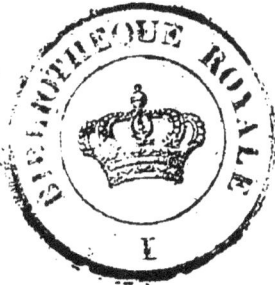

www.ingramcontent.com/pod-product-compliance
Lightning Source LLC
Chambersburg PA
CBHW050425210326

41520CB00020B/6746